Don de l'auteur.

La Toux chronique chez l'Enfant

(ESSAI DE DISSOCIATION SYMPTOMATIQUE)

PAR

H. JUMON (de La Bourboule)

ANCIEN INTERNE DES HOPITAUX DE PARIS

LAURÉAT DE L'ACADÉMIE DE MÉDECINE

BOURGES

IMPRIMERIE Vve TARDY-PIGELET ET FILS

15, rue Joyeuse, 15

1920

La Toux chronique chez l'Enfant

(ESSAI DE DISSOCIATION SYMPTOMATIQUE)

PAR

H. JUMON (de La Bourboule)

ANCIEN INTERNE DES HOPITAUX DE PARIS

LAURÉAT DE L'ACADÉMIE DE MÉDECINE

BOURGES

IMPRIMERIE Vve TARDY-PIGELET ET FILS

15, rue Joyeuse, 15

1920

La Toux chronique chez l'Enfant

(Essai de dissociation symptomatique)

Par H. Jumon (de La Bourboule)
ancien interne des Hôpitaux de Paris
Lauréat de l'Académie de Médecine.

La plupart des enfants que nous voyons sont de jeunes tousseurs dont la raison de tousser est variable pour un résultat identique. Ce symptôme, toux chronique et rebelle, inquiète les parents souvent à juste titre, mais souvent aussi à tort, et il nous a paru intéressant de rechercher les modalités diverses de ce symptôme isolé, car si l'on parle dans les livres de la toux, on omet d'en signaler les différents caractères. Notre travail est le résultat d'une centaine d'observations cliniques, et d'ores et déjà, si l'on excepte les coqueluches traînantes et les poussées plus aiguës au cours d'une bronchite chronique apyrétique, — on peut dire que la toux chronique de l'enfant, celle qui ne s'accompagne ni de fièvre, ni de symptômes de bronchite, — est facteur soit d'une adénopathie médiastine, soit d'un état chronique du rhino-pharynx.

Mais il y a des cas où les phénomènes sont complexes : Un enfant porteur de ganglions médiastinaux pouvant parfaitement bien tousser sans que sa toux soit imputable aux ganglions, mais seulement à un coryza chronique ou à des lésions amygdaliennes.

Nous parlerons d'abord de la *toux de la coqueluche* et de celle des *bronchites chroniques*, bien qu'elles ne rentrent pas dans notre étude, pour savoir les reconnaitre et les éliminer.

La toux de la coqueluche a pour elle ses quintes caractéristiques sur lesquelles je ne reviendrai pas. Mais j'insisterai sur ce fait, qu'au-dessous de 3 ans, la toux par quintes est presque pathognomonique de coqueluche, car, avant cet âge, l'adénopathie médiastine est rare ou revêt une forme spéciale, plus nette que dans la deuxième enfance, et parce qu'une toux rhino-pharyngée présente des caractères qui ne permettent guère la confusion (toux rauque, toux de rhume), la toux de la coqueluche, dit-on, est à la fois diurne et nocturne, nocturne surtout ; les quintes tirent l'enfant du sommeil et évoluent comme pendant la veille. « Tout jeune enfant qui tousse est d'autant plus suspect de coqueluche que la toux sera intermittente, saccadée, nocturne ». (Comby).

De plus, dans la coqueluche, on peut compter les quintes et établir des périodes de croissance et de décroissance. Cette périodicité n'existe pas dans la toux de l'adénopathie médiastine. Mais il y a des cas où le diagnostic est très difficile, quand, après deux mois de maladie, on est appelé à voir l'enfant dans la convalescence et que les quintes typiques ont fait place à une toux simplement quinteuse, sans congestion de la face ni reprise. Cette période peut durer de une à trois semaines.

Difficile aussi le diagnostic en cas de coqueluche fruste, où la toux peut être banale, sans quintes nettes ; mais on peut réveiller la quinte typique soit en titillant la luette ou l'épiglotte avec le doigt, soit en appuyant la pulpe du pouce sur la trachée.

On sait aussi que la quinte de la coqueluche peut être provoquée par une cause minime : émotion, effort, déglutition, course, jeu, réplétion de l'estomac, ou sans cause apparente. Nous verrons que la toux de l'adénopathie présente des caractères différents.

Dans les bronchites chroniques apyrétiques, il y a des signes d'auscultation nécessaires et suffisants pour être édifié sur la cause, mais seulement au moment des poussées. L'enfant peut tousser et l'auscultation rester silencieuse, ce qui rend le problème difficile.

La toux des bronchites chroniques est discontinue, surtout matinale (les mucosités bronchiques s'accumulant pendant la nuit) et sans caractères nets ; souvent aussi elle est d'origine rhino-pharyngée ou adénopathique. Pour la rapporter à sa vraie cause, un examen détaillé des systèmes rhino-pharyngien et ganglionnaire est donc indispensable.

Toux de l'adénopathie médiastine.

Barety, en 1874, a fixé les caractères de la toux chez l'enfant atteint d'adénites médiastinales ; il en distingue deux variétés :

I. La toux peut être coqueluchoïde (G. de Mussy), soit d'emblée, soit après avoir été simplement quinteuse plus ou moins longtemps.

Cette toux, dit Barety, peut prendre tous les caractères de celle de la coqueluche, y compris les vomissements muqueux de la fin de l'accès. Cette similitude parfaite paraît être rare cependant, car les vomissements de la fin manquent souvent, et le sifflement de la reprise peut être d'une intensité faible ou même manquer. Ce sont alors des quintes violentes très fatigantes, à caractère convulsif, les spasmes sont habituellement moins précipités, l'angoisse moins grande, la reprise moins franche que dans la coqueluche, et le rejet des matières glaireuses peut manquer.

Cette toux spasmodique fut appelée *coqueluchoïde* par G. de Mussy ; elle était déjà connue de Lalouette qui, en 1780, écrit : « ... la persévérance de la toux changée en ce que l'on appelle coqueluche ». — Leblond (1826), Ley (1834), Verliac (1865), l'ont observée, et Verliac fut le premier à la rapporter à la présence de ganglions médiastinaux.

Les quintes adénopathiques sont rares pendant le sommeil ; celles de la coqueluche aussi fréquentes dans le sommeil que dans la veille, dit-on. Ce ne sont là que des caractères relatifs.

Dans la plupart de nos observations, nous avons noté que la vraie toux coqueluchoïde est *provoquée par un effort capable d'essouffler l'enfant :* nous avons remarqué que beaucoup d'adénopathiques n'ont aucune quinte au repos de toute une journée, mais qu'ils courent et s'essoufflent, même légèrement, et voilà la quinte déclenchée.

Les autres facteurs capables d'influencer les quintes de la coqueluche nous semblent influencer moins fréquemment la toux coqueluchoïde ; dans un cas, celle-ci était déterminée par le froid brusque ou l'humidité ; dans un autre par la fatigue d'une longue promenade.

Enfin, certains enfants présentent une ou deux quintes coqueluchoïdes le matin au réveil, encore que ce caractère matinal soit inconstant et plus souvent l'apanage des toux rhino-pharyngées.

On le sait, la toux coqueluchoïde se caractérise par des quintes atypiques, dont la modalité est toute en nuances, mais, pour peu qu'on y prête attention, différente pourtant des quintes typiques de la coqueluche.

II. Baréty signale une autre mode de toux dans l'adénopathie bronchique. C'est la toux rauque, déjà notée par Rilliet et Barthez, Daga, etc...

« D'abord fréquente, alternativement sèche et
« humide, la toux devient ensuite rauque et s'accom-
« pagne d'un gros ronchus entendu à distance.
« D'autres fois, elle prend un timbre analogue à
« celui de la toux d'un vieillard atteint de catarrhe ;
« elle est alors pénible, se répète fréquemment, et
« chacune de ses secousses, s'ajoutant à la suivante,
« donne naissance à une espèce de quinte ».

(Rilliet et Barthez).

« Elle revient souvent par crise, et offre un timbre
« particulier qui lui donne quelque chose d'analogue
« avec l'aboiement d'un chien ». (Daga).

Cette modalité de la toux est assez fréquente, nous l'avons, en effet, souvent rencontrée, mais ici, le symptôme ne nous paraît pas pur, et doit plutôt être rapporté, nous semble-t-il, à un état de rhino-pharyngite ou de trachéite surajoutées, faisant perdre à la toux coqueluchoïde son caractère typique.

Toux rhino-pharyngée.

La toux d'origine rhino-pharyngée est extrêmement fréquente chez l'enfant porteur des lésions suivantes : végétations adénoïdes, coryza chronique, rhino-pharyngite chronique, hypertrophie des amygdales, pharyngite granuleuse, amygdalite cryptique.

Les végétations déterminent sur la paroi postérieure du pharynx de fines granulations qui provoquent des toux incoercibles ; de même l'amygdalite cryptique donne lieu à une sorte de râclement pharyngé, de picotement, déterminant l'expulsion d'amas blancs et s'accompagnant de toux réduite à un simple *hemmage*, pénible, sec et fatigant, parfois continu, mais souvent par accès ou quintes *le matin au réveil.*

Dans les *coryzas chroniques*, les secrétions du nez tombent dans le pharynx et le malade mouche par la gorge ; il tousse à vide, renifle, fait de vains efforts pour expulser les mucosités.

Il peut y avoir de l'enrouement et des réflexes d'origine nasale (d'où les quintes) et les mucosités, en descendant dans la gorge, peuvent entretenir un état d'irritation chronique très rebelle.

Nous résumons les caractères différentiels de la toux dans le tableau suivant, en faisant observer qu'il ne s'agit ici que d'un simple schéma, d'une valeur toute relative, et sans doute encore un peu fragile.

Toux de la coqueluche	Toux adénopathique	Toux rhino-pharyngée
Quintes typiques (avec reprise et expectoration glaireuse terminale).	Quintes atypiques (sans reprise ni expectoration).	Pas de quintes franches
Caractère spasmodique	Caractère spasmodique.	Caractère moins nettement spasmodique (se rapproche de la toux du rhume)
Toux diurne et nocturne à prédominance nocturne.	Toux diurne et nocturne, rarement nocturne.	Toux diurne, souvent matinale, parfois nocturne.
Caractère périodique notion d'une période (de croissance et de décroissance des quintes).	Caractère non périodique, irrégulier.	Pas de périodicité nette.
Evolution subaiguë	Evolution chronique.	Evolution subaiguë ou chronique, ou plus souvent irrégulière.
Cause déterminante : efforts, mouvements, cause minime ou latente.	Effort amenant de l'essoufflement.	Non déterminée par l'effort, mais en rapport avec les sécrétions naso-pharyngées.
Notion étiologique et de contagiosité. Ulcération du frein de la langue ; ecchymose conjonctivale parfois.	Pas de notion de contagiosité. Pas d'ulcération du frein.	S. de coryza chronique. Enrouement et éternuement.

Traitement.

Que la cause de la toux soit une adénopathie ou une lésion rhino-pharyngée, dans les deux cas il faut agir sur la lésion elle-même, point de départ du réflexe, et ceci, surtout parce que chez l'enfant, on ne peut, comme chez l'adulte, parler d'une *toux utile* (celle qui détache un crachat), ni de *toux inutile*, pour la raison que le plus souvent l'enfant ne sait pas cracher, et que la discipline de la toux est presque impossible chez lui.

I. — Bien que la discipline de la toux soit ardue, il faut cependant empêcher l'enfant de s'exposer aux causes susceptibles de la provoquer : efforts, cris, jeux violents, air brusquement surchauffé ou refroidi, poussières, etc.

Ensuite, chercher à calmer le picotement pharyngo-laryngé, l'épine irritative point de départ du réflexe tussigène, en appliquant un mouchoir sur la bouche et le nez pendant les quintes, en donnant des tisanes chaudes.

II. — Le traitement médicamenteux interne peut agir de deux façons :

1) A *titre palliatif*, il se propose d'agir momentanément sur ce symptôme, indépendamment de sa cause. Des innombrables potions ou formules plus nuisibles qu'utiles, et souvent inefficaces, retenons seulement, en cas de toux par trop violente :

Teinture d'aconit.
— belladone.
— drosera.
ââ Q. S.

5 à 10 gouttes trois fois par jour selon l'âge.
(Ségard.)

2) A *titre curatif*, il se propose de modifier les masses ganglionnaires, dont la régression lente, mais sûre, est seule capable d'enrayer la cause.

A cet effet, trois médicaments ont fait leurs preuves, efficaces selon le cas, sans qu'il soit possible bien souvent de prévoir lequel des trois sera le médicament curatif d'un cas donné.

Ce sont l'*iode*, le *soufre*, l'*arsenic*. Leur usage doit être prescrit longtemps, avec des périodes de repos, combiné en hiver avec des cures d'*huile de foie de morue*.

C'est par leur action énergique sur l'état général de l'enfant, que ces agents thérapeutiques sont susceptibles de faire diminuer les masses ganglionnaires. Il en est de même des *cures thermales* en été, *le soufre et l'arsenic thermaux* étant des médicaments d'une grande puissance.

III. — Mais nous croyons que la *thérapeutique externe* est, dans la majorité des cas, la plus capable d'influencer favorablement la toux, — et de la faire rapidement disparaître, — alors que les agents médicamenteux internes sont plutôt destinés à consolider les résultats. Je citerai :

1) *La révulsion* sur les zônes ganglionnaires surtout en arrière.

Essence de térébenthine..	15 à 30
Alcool à 90°.............	100 à 120

(ou alcool camphré.)

La teinture d'iode en application.

Les enveloppements sinapisés (en cas de sibilances)

2) *Les inhalations médicamenteuses*, telles que :

Baume du Pérou..........	3
Eau de laurier-cerise.......	10
Teinture de benjoin........	
Teinture d'eucalyptus......	40

1 cuillerée à café pour 1 bol d'eau bouillante.
(Inhalations 2 à 3 fois par jour.)

L'été, les *inhalations d'eau thermale* dans une station sulfureuse ou arsenicale, telles les inhalations d'eau arsenicale de La Bourboule, dont l'action est nettement sédative du système adéno-bronchique et des muqueuses rhino-pharyngées.

3) *Le traitement des lésions du rhino-pharynx* par des mélanges huileux contenant de faibles quantités d'antiseptiques :

Eucalyptol 0,15
Huile d'olive. . . . . . 20 gr.

Goménol . . . . 0,25 à 0,50
Huile d'olive. . . . . 25 gr.
(à 1 % ou à 1/50)

4) Le changement d'air, de climat, le séjour aux stations climatiques et aérothérapiques, les exercices respiratoires, tout cela produit une meilleure ventilation pulmonaire qui contribue peu à peu à débarrasser l'enfant, et du symptôme et de ses causes.

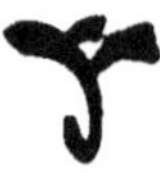

www.ingramcontent.com/pod-product-compliance
Lightning Source LLC
LaVergne TN
LVHW012020170826
845678LV00004BA/1581

* 9 7 8 2 3 2 9 6 2 6 6 2 8 *